Un mensaje para niños de todas las edades
y para el niño que todo adulto lleva dentro.

"Cada alma llega a la Tierra con dones".

Gary Zukov, *The Seat of the Soul*

Los Doce Dones Del Nacimiento

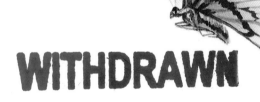

por Charlene A. Costanzo

Fotografía por Jill Reger

Ilustración por Wendy Wassink Ackison

❦rayo❧

Una Rama de HarperCollinsPublishers

Libros de HarperCollins pueden ser adquiridos para uso educacional, comercial, o promocional. Para recibir más información, diríjase a: Special Markets Department, HarperCollins Publishers Inc., 10 East 53rd Street, New York, NY 10022.

Copyright de Fotografía © 2001 Jill Reger
Dirección de Fotografía por Tina Higgins
Copyright de Ilustración © 2001 Wendy Wassink Ackison
Diseño del libro por Karen C. Heard

Este libro fue publicado originalmente en inglés en 1999 por *Featherfew*™.
Impreso el en Japón por Toppan Printing Co., Ltd.

PRIMERA EDICIÓN RAYO, 2001

Library of Congress ha catalogado la edición en inglés como:

Costanzo, Charlene
The twelve gifts of birth / Charlene Costanzo ;
photography by Jill Reger ; illustration by
Wendy Wassink Ackison.— 1st ed.
p.   cm.
Originally published: Phoenix, AZ : Featherfew, c1999.
ISBN 0-06-621104-2 (English)
ISBN 0-06-621298-7 (Spanish)
1. Children—Conduct of life—Juvenile literature.
[1. Values. 2. Self-esteem.] I. Reger, Jill, ill.
II. Ackison, Wendy Wassink, ill. III. Title.
BJ1631 .C67 2001
305.23—dc21   2001016705

01 02 03 04 05   10 9 8 7 6 5 4 3 2 1

Para Stephanie y Krista
y Para Ti

"La dignidad real fue tuya desde el día en que naciste".

Salmos 110:03

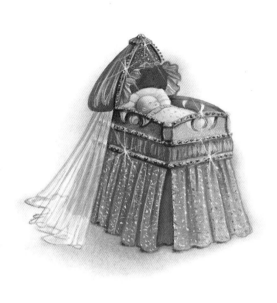

"Todo ser humano es noble y de sangre real".

Meister Eckhart

❧

Este libro pertenece a:

_____

Un regalo de amor de:

_____

En este día:

_____

Con estos pensamientos:

_____

_____

_____

❧

Érase una vez, hace mucho tiempo, cuando los príncipes y las princesas vivían en reinos muy lejanos, los niños de la realeza recibían doce dones especiales al nacer. Quizá has escuchado los cuentos. Doce mujeres sabias del reino, o hadas madrinas, como se les conocía, iban de inmediato al castillo cada vez que un nuevo principito o princesita llegaba al mundo. Cada hada madrina otorgaba un don noble al nuevo bebé de la realeza.

Al transcurrir el tiempo, esas mujeres sabias comprendieron que esos doce dones de nacimiento que otorgaban a la realeza pertenecían a todos los niños que nacían en cualquier lugar y en cualquier momento. Ellas sintieron el deseo de otorgar los dones a todos los niños, pero las costumbres no lo permitían.

Un día, cuando las mujeres sabias se reunieron, profetizaron esto:

Algún día, todos los niños

del mundo aprenderán la realidad

sobre su noble herencia. Cuando eso

suceda, se revelará un milagro

al reino de la tierra.

Ese día está cerca.

Este es el secreto

que ellas desean que conozcas.

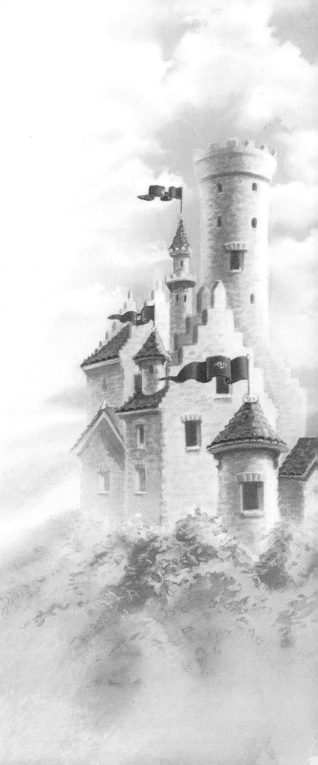

En el maravilloso momento
en que naciste,
cuando respiraste por primera vez,
una gran celebración se llevó
a cabo en los cielos

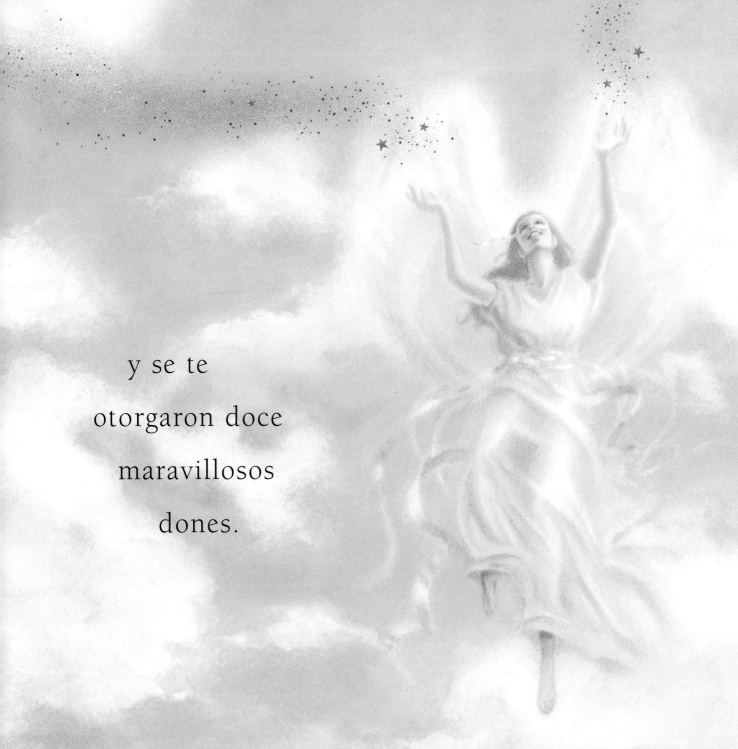

y se te
otorgaron doce
maravillosos
dones.

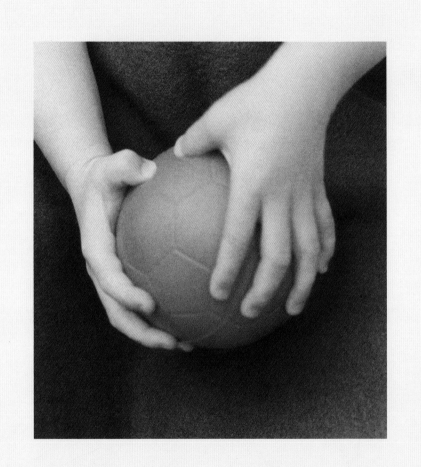

El primero es Fortaleza.

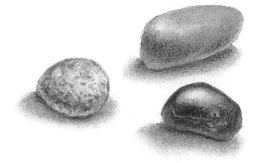

Que la recuerdes siempre
que la necesites.

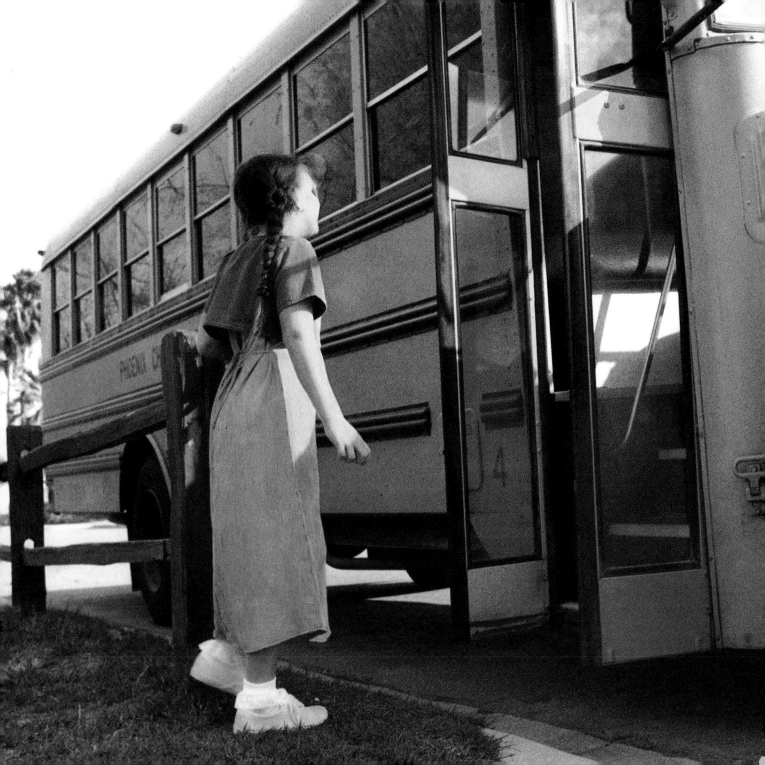

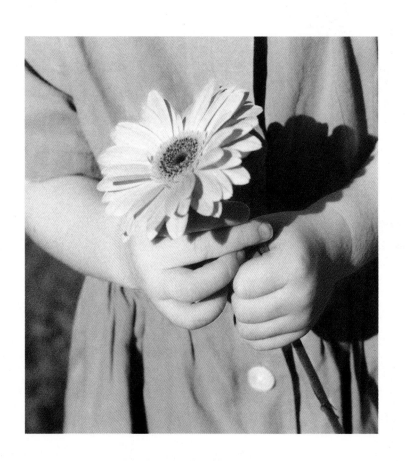

El segundo es Belleza.

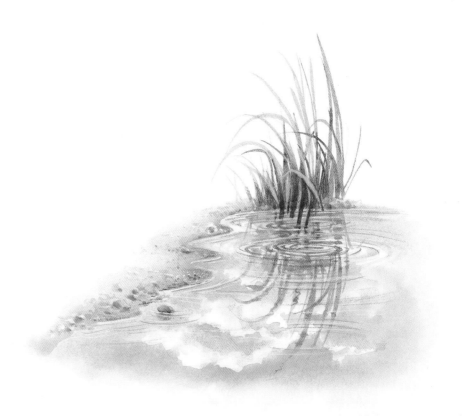

Que tus obras reflejen su profundidad.

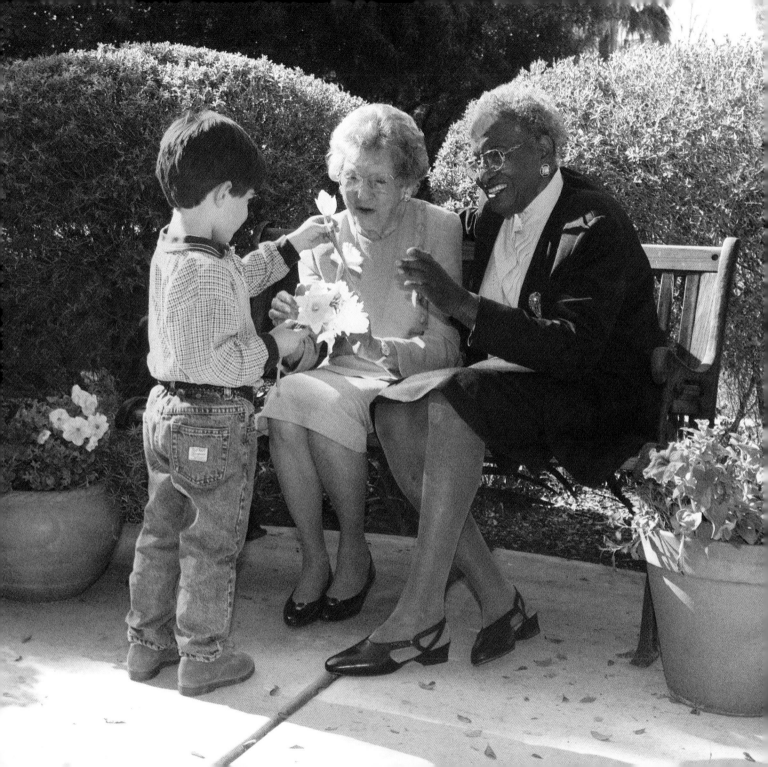

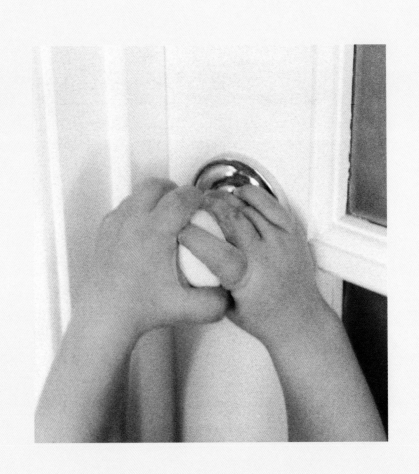

El tercer don es Valentía.

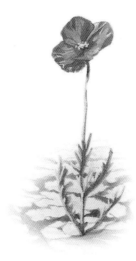

Que hables y actúes con seguridad, y que uses valentía para seguir tu propio camino.

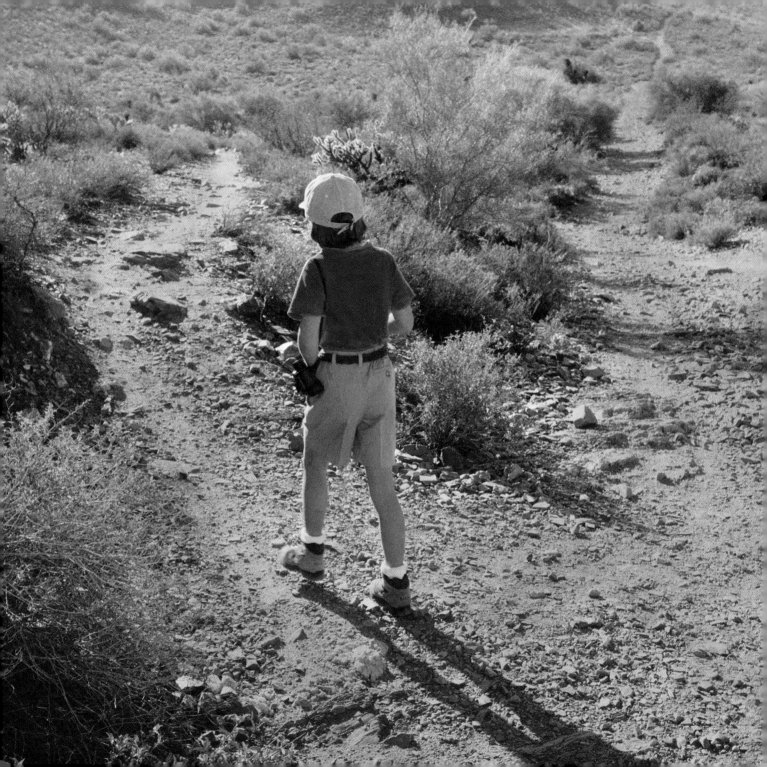

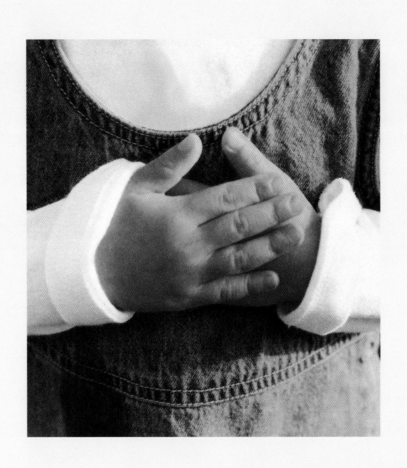

El cuarto don es Compasión.

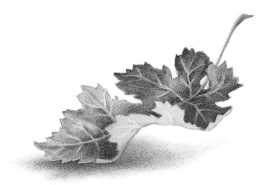

Que seas gentil contigo mismo y con otros.
Que perdones a aquellos que te lastimen y te
perdones a ti cuando cometas errores.

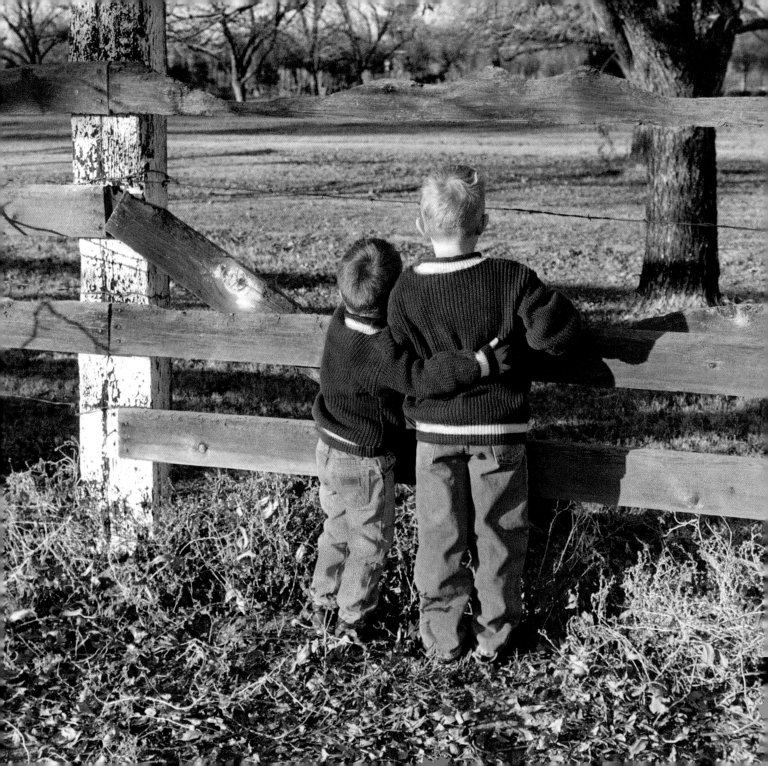

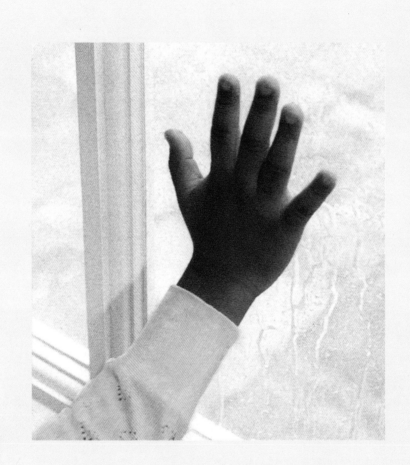

El quinto don es Optimismo.

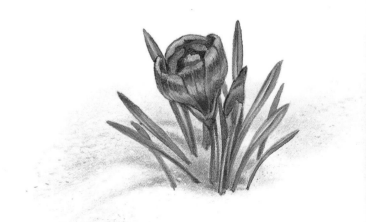

Que a través de cada paso y etapa,
confíes en lo bueno de la vida.

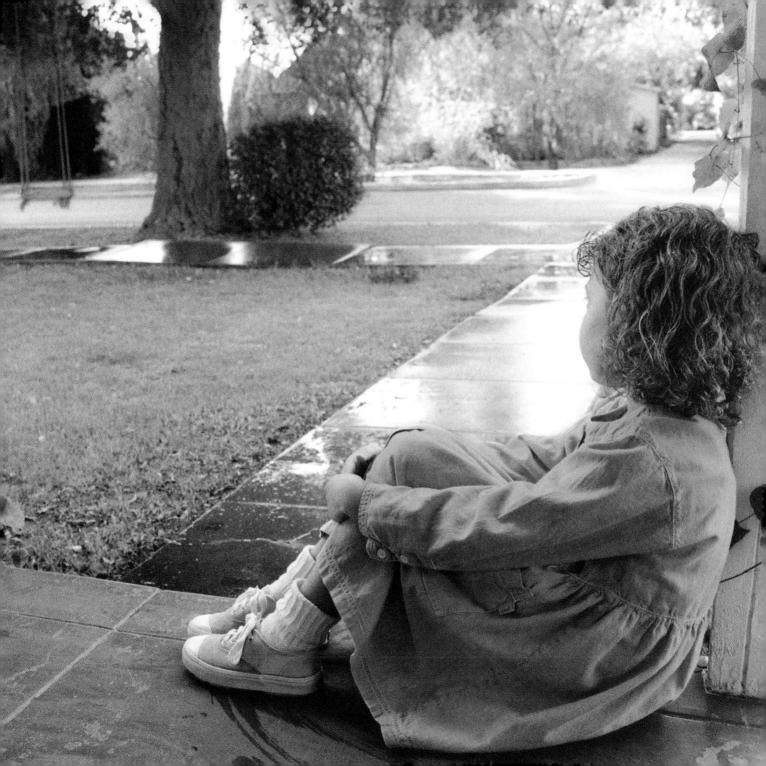

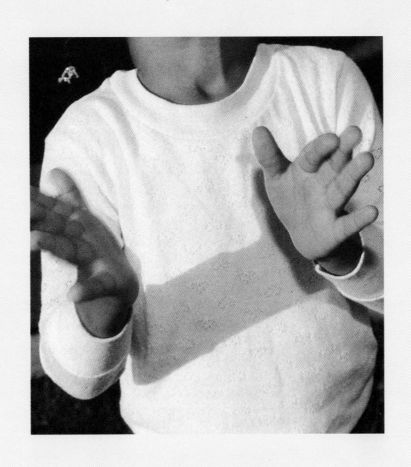

El sexto don es Gozo.

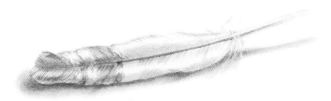

*Que abras tu corazón y
lo llenes de luz.*

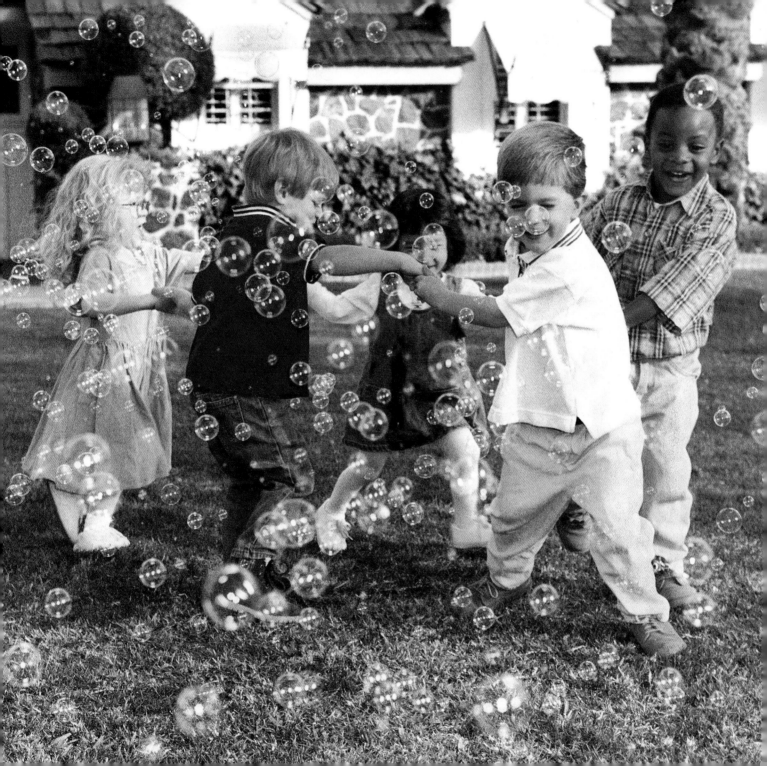

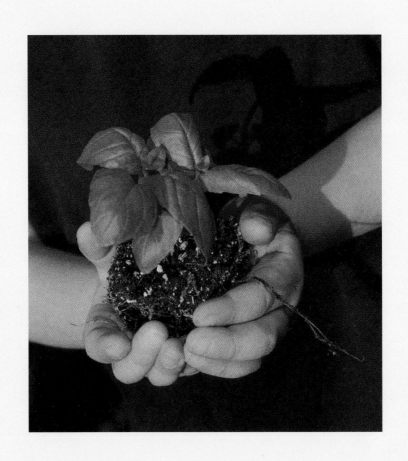

El séptimo don es Talento.

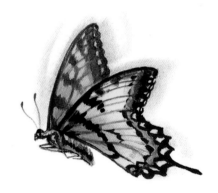

*Que descubras tus propias
habilidades especiales y las contribuyas
para crear un mundo mejor.*

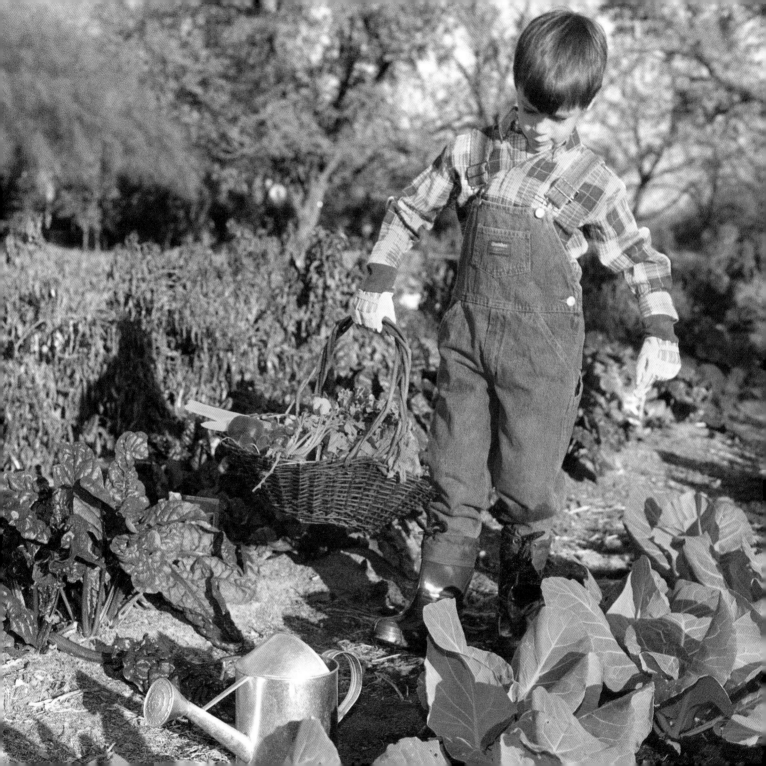

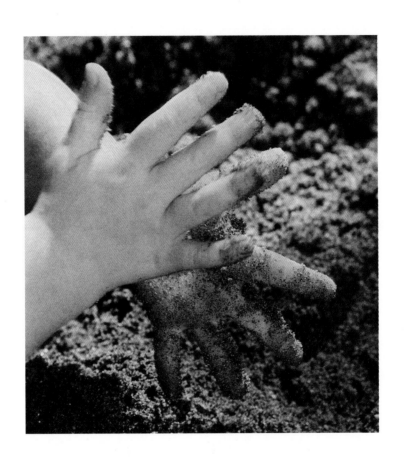

El octavo don es Imaginacíon.

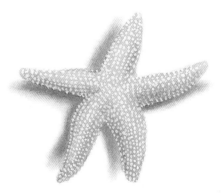

Que sustenga tus visiones y tus sueños.

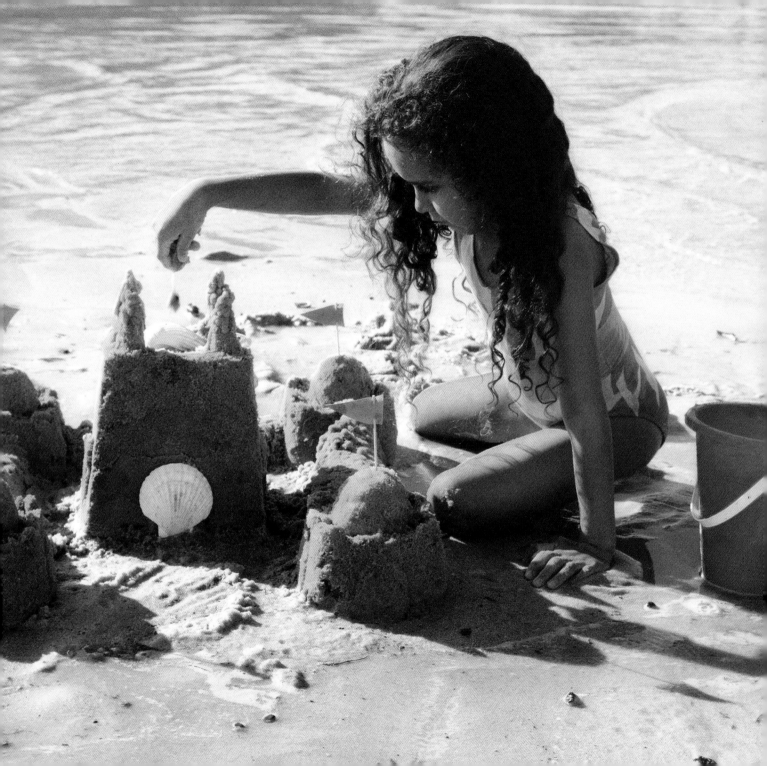

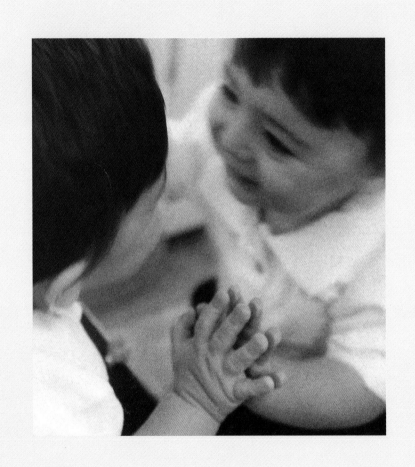

El noveno don es Reverencia.

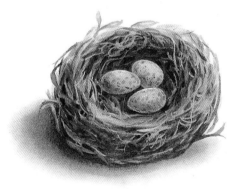

*Que aprecies el milagro que representas
y el milagro de toda la creación.*

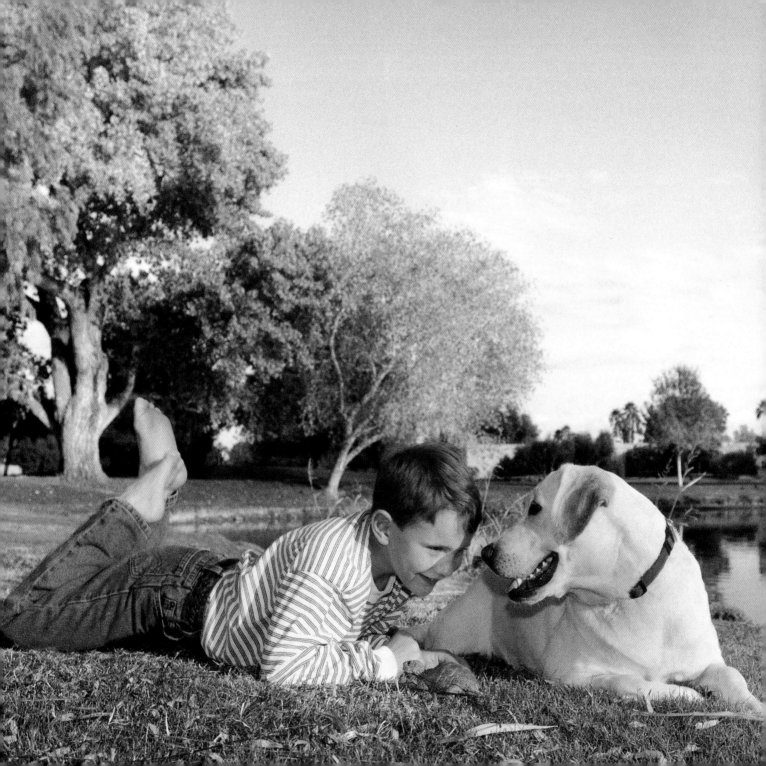

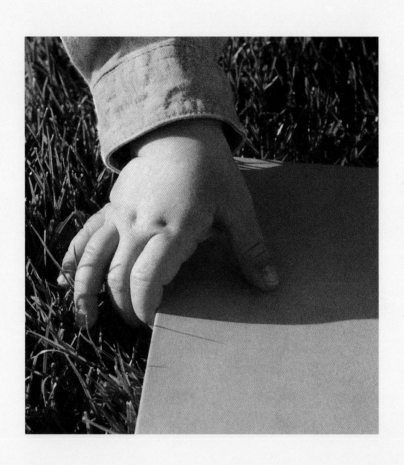

El décimo don es Sabiduría.

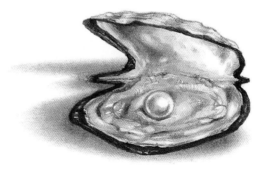

Que guíe tu camino a través del conocimiento hacia el entendimiento. Que escuches su suave voz.

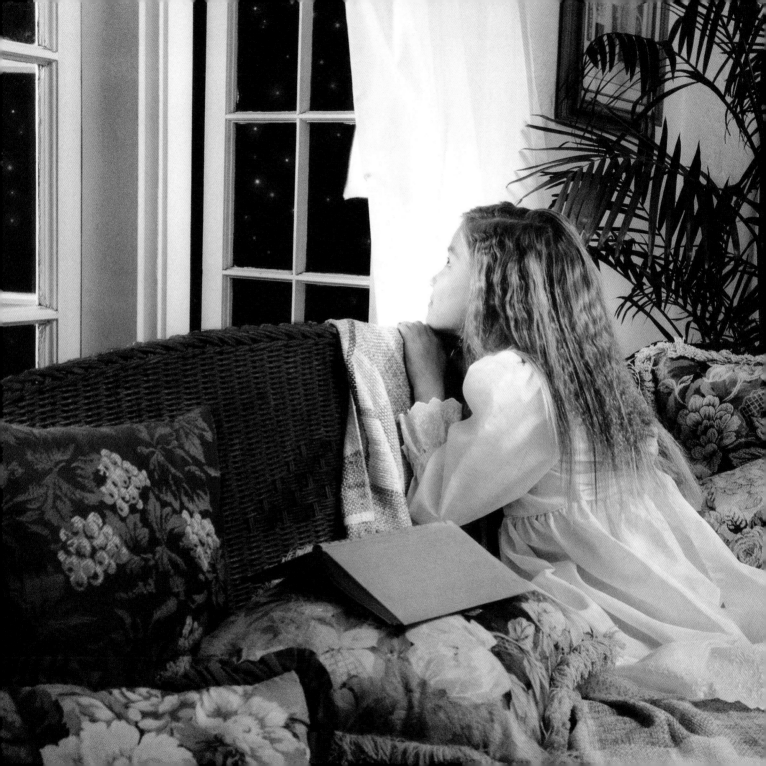

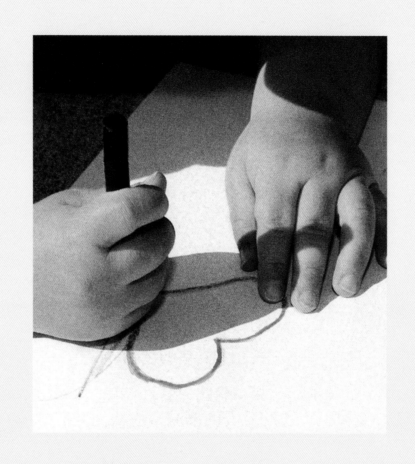

El undécimo don es Amor.

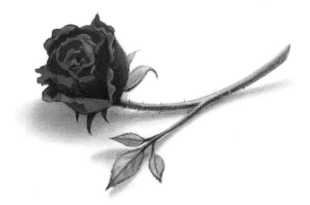

Crecerá cada vez que tú lo des.

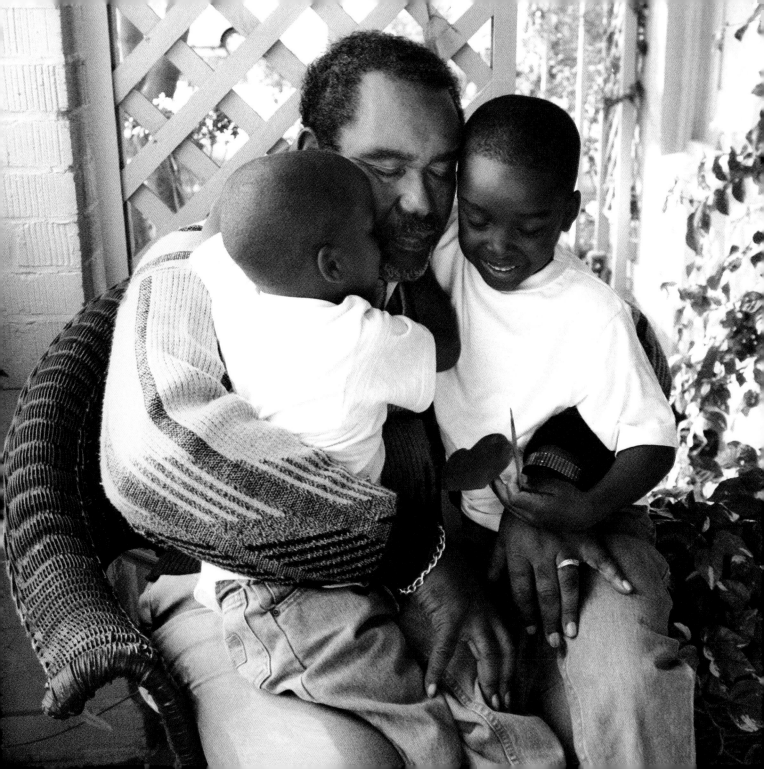

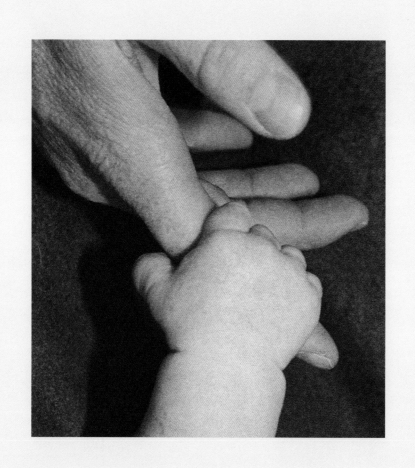

El duodécimo don es Fe.

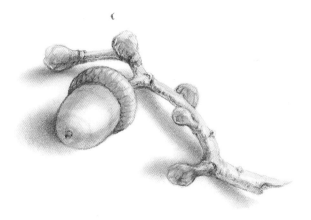

Que puedas creer.

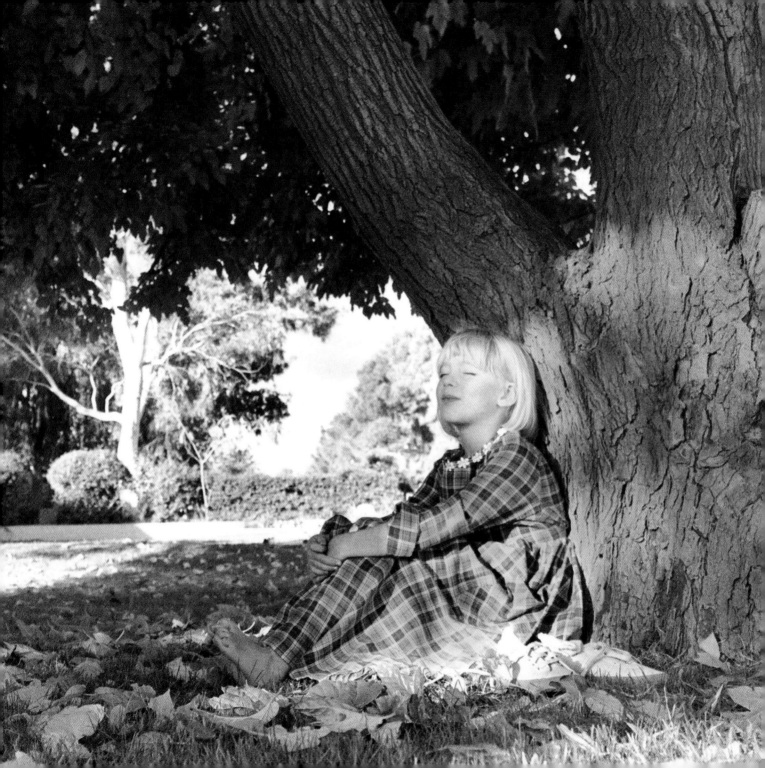

Ahora ya sabes cuáles son tus doce dones del nacimiento.

Pero . . . aún hay algo más en el secreto

de las mujeres sabias.

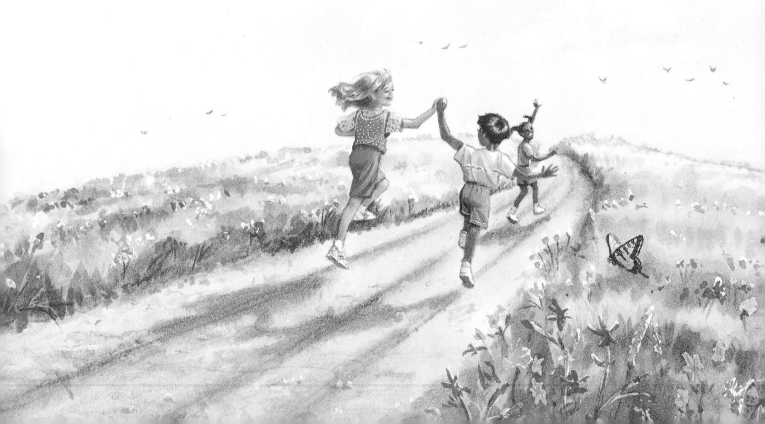

Usa bien tus dones y descubrirás otros.

Entre ellos está el don que te hace una persona única.

Busca esos nobles dones en otras personas.

Comparte la verdad y prepárate para la revelación del milagro,

mientras la profecía de las mujeres sabias se convierte en realidad.

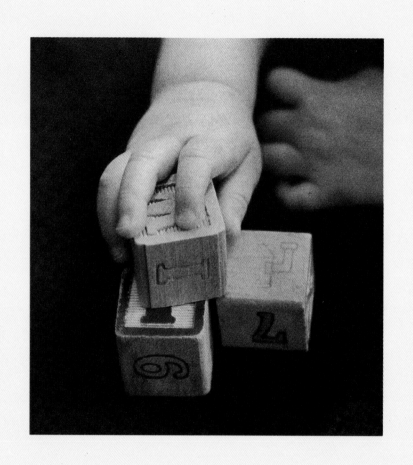

Los Doce Dones del Nacimiento nos animan a reconocer la dignidad en nosotros mismos y en los demás. Al presentarles este mensaje a nuestros niños los ayudamos a formar una sólida base de valores y respeto a sí mismos. Mi deseo es que construyas sobre esa base reforzando a diario su valor. Léeles con regularidad, escúchalos con el corazón, y ayúdalos a descubrir los dones que van desarrollando día a día mediante sus experiencias cotidianas.

Si desea conocer más acerca de Los Doce Dones del Nacimiento, *o si desea contactar a Charlene Costanzo, sírvase visitar: www.thetwelvegiftsofbirth.com*

Parte de las remuneraciones obtenidas por la autora, gracias a la venta de Los Doce Dones del Nacimiento, *será donada a programas de prevención del abuso y la promoción del bienestar infantil.*